பாட்டி சொன்ன

பழமொழிகள் 1000

திருமலை விசாகன்

சத்யா

Title
Patti sona pazhamozhigal 1000
Thirumalai visakan

ISBN: 978-93-6666-729-4
Title Code : Sathyaa - 098

நூல் தலைப்பு
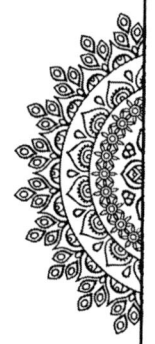 பாட்டி சொன்ன பழமொழிகள் 1000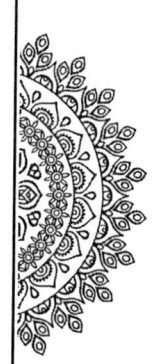

நூல் ஆசிரியர்
திருமலை விசாகன்

முதற்பதிப்பு
ஆகஸ்ட் 2024

விலை : ₹ 60

பக்கம் : 44

Printed in India

Published by

Sathyaa Enterprises
No.137, First Floor,
Choolaimedu,
Chennai - 600 094.
044 - 4507 4203

Email
sathyaabooks@gmail.com

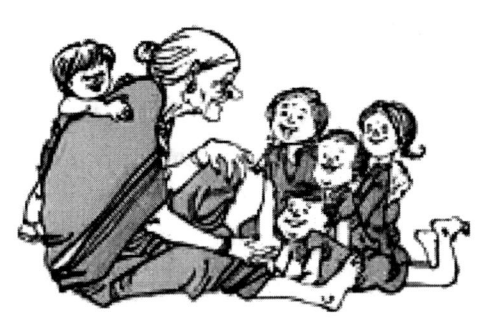

1. கல்யாணம் பண்ணியும் பிரம்மச்சாரி.
2. கரும்பு தின்னக்கூலியா?
3. கல்விக்கழகு கசடற மொழிதல்.
4. கல்யாணம் வரை பிள்ளை. கண்மூடும் வரை பெண்.
5. கரி வித்த பணம் கருப்பாய் இருக்குமா?
6. கல்லடி பட்டாலும் கண்ணடி படக்கூடாது.
7. கசடருக்கு யோகம் வந்தால் கண்ணும் தெரியாது காதும் கேளாது.
8. படுகளத்தில் ஒப்பாரியா?
9. பசித்தவன் பழங்கணக்கு பார்த்தது போல....
10. பஞ்சத்துக்கு பிள்ளையை விற்றது போல....
11. பசு மரத்தில் தைத்த ஆணி போல....
12. பகலிலே பக்கம் பார்த்துப் பேசு....
13. பசு கறுப்பு என்றால் பால் கறுப்பாகுமா?

14. கடா பின் வாங்குவது முட்டத்தான்.
15. கடவுளை நம்பினோர் கைவிடப்படார்.
16. கட்டாந்தரையில் தேள்கொட்ட குட்டிச்சுவரில் நெரி கட்டியதாம்.
17. கடிக்கிற நாய் கழுத்தில் குறுங்கயிறு.
18. கடப்பாரையை முழுங்கி சுக்கு கஷாயம் குடிக்கலாமா?
19. கடைந்த மோரில் வெண்ணெய் எடுப்பான்.
20. கடாவானாலும் உழக்குப் பால் தராதா என்பான்.
21. கீழே பாம்பு என்றால் மேலே பார்க்கிறான்.
22. கீழே விழுந்தாலும் மீசையில் மண் ஒட்டவில்லை.
23. கீரைத்தண்டு பிடுங்க ஏலேலோ பாட்டு ஏன்?
24. கீர்த்தி பசி போக்குமா?
25. நெய்க்குடம் உடைந்தால் நாய்க்கு விருந்து.
26. நெருப்பைத் தலைகீழாய்ப் பிடித்தாலும் ஜுவாலை மேல் நோக்கும்.
27. நெல்லு வகை எண்ணினாலும் பள்ளு வகை எண்ணக்கூடாது.
28. மாடு கிழமானாலும் பாலின் சுவை போகுமா?
29. மா பழுத்தால் கிளிக்காம், வேம்பு பழுத்தால் காக்கைக்காம்.
30. பெண்கள் இருவர் சேர்ந்தால் அது ஒரு கடை மூவர் சேர்ந்தால் அது சந்தை.
31. அறிவுள்ளவன் மூடனுக்கும், காளை மாட்டுக்கும் வழிவிட்டு ஒதுங்கிச் செல்வான்.
32. முதலில் கேட்டுக் கொள்ளுங்கள் பிறகு பேசலாம்.
33. மூளை இல்லாத தலைக்கு தொப்பி தேவையில்லை.
34. உங்களுக்கு நல்ல மனைவி வேண்டுமானால் அவளை ஞாயிற்றுக்கிழமையில் தேர்ந்தெடுக்காதீர்கள்.
35. மாடு காணாமல் போனவனுக்கு மணியோசை கேட்டுக் கொண்டே இருக்கும்.
36. மனசாட்சி ஆயிரம் சாட்சிகளுக்குச் சமம்.

37. புத்திசாலி கடனுக்கு வாங்கி ரொக்கத்துக்கு விற்பான்.
38. சத்தியத்தை வளைக்கலாம் முறிக்க முடியாது.
39. செத்துப்போன மனைவியின் துக்கம் வாயிற் கதவுடன் சரி.
40. ஒரு நல்ல புத்தகம் ஒரு நல்ல நண்பன்.
41. ஓடிக் களைப்பதை விட இலாயத்தில் அடைந்து கிடப்பதில் குதிரை அதிகமாய்க் களைப்படையும்.
42. வயிறு நிறைந்த புறாவுக்கு பழமெல்லாம் புளிப்பு.
43. மோசமான செருப்புக்கும் ஜோடி கிடைத்துவிடும். தகுதி இல்லாத மனிதனுக்கும் ஒரு பெண் மனைவியாய் அமைவாள்.
44. சேற்றிலிருப்பவன் கரையிலிருப்பவனையும் சேர்த்து இழுத்துக் கொள்வான்.
45. முன் யோசனை உள்ளவன் முதுமையில் ஊன்றிக் கொள்ள இளமையிலேயே ஓர் ஊன்றுகோல் தயாரித்துக் கொள்வான்.
46. உன் அண்டை வீட்டனை நேசி. ஆனால் உன் வீட்டு வேலியை நீ எடுத்து விடாதே.
47. காதல் வீட்டு எலி. திருமணம் காட்டுப் பூனை.
48. கண்ணாடியில் தெரியும் பெண்ணையே ஒவ்வொருவனும் நேசிக்கிறான்.
49. பணத்தைக் காட்டினால் குருடர்களும் கண்களைத் திறந்து விடுவார்கள்.
50. சாட்டையை இழந்துவிட்டால் அதில் தங்கப்பிடி இருந்தது என்பார்கள் பொய்யர்கள்.
51. வானத்திற்குச் சிகரம் சூரியன். வீட்டிற்குச் சிகரம் குழந்தை.
52. இளவயதில் ஊசி திருடிப் பழகியவன்தான்; பிற்காலத்தில் பணத்தையும் திருடுவான்.
53. ஒருவன் கடவுளை நோக்கி நொண்டிச் செல்கிறான். ஒருவன் சைத்தானை நோக்கி குதித்தோடுகிறான்.
54. எலும்புத் துண்டுக்காக ஒரு நேர்மையான மனிதன் தன்னை ஒரு நாயாக ஆக்கிக் கொள்ள மாட்டான்.

55. தாடி இருந்தால் போதும் என்றால் வெள்ளாடும் சமயப் பிரச்சாரம் செய்யலாம்.

56. நானும் எஜமான் நீயும் எஜமான் அப்படியென்றால் கழுதை ஓட்டுபவன் யார்?

57. மூன்று பெண்களும் ஒரு வாத்தும் சேர்ந்தால் அது ஒரு சந்தையாகி விடும்.

58. குழந்தை விழுந்து மூழ்கிய படகுத் தொட்டியை மூடிவிடுவதில் பயனில்லை.

59. உழைப்பாளிக்குப் பின் ஊதாரி வந்து கொண்டிருக்கிறான்.

60. நத்தை பக்கத்து வீட்டுக்காரனை நம்பாததால்தான் போகுமிடமெல்லாம் தன் வீட்டை சுமந்து கொண்டு செல்கிறது.

61. சீலை இல்லையென்று சின்னாயி வீட்டுக்குப் போனால் ஈச்சன் பாயைக் கட்டிக்கொண்டு எதிரே வருகிறாள்.

62. சீ என்கிற வீட்டில் பேயும் நுழையாது.

63. சீக்கிரப் புத்தி பலவீனம்.

64. அரிவாளும் அசைய வேண்டாம். ஆண்டை குடியும் கெட வேண்டாம்.

65. அலை இல்லாக் கடலில் ஆழம் அதிகம்.

66. காற்றுள்ள போதே தூற்றிக் கொள்

67. குடலும் கூந்தலும் கொண்டது கொள்கை.

68. குடப்பாவில் கைவிட்டு சத்தியம் செய்தது போல....

69. வித்தாரக் கள்ளி விறகு ஒடிக்கப் போனாளாம்; கத்தாழை முள்ளு கொத்தோட தச்சுதாம்.

70. விடிய விடிய கதை கேட்டு சீதைக்கு ராமன் சித்தப்பன் என்றானாம்.

71. விளக்கை வைத்துக் கொண்டு நெருப்புக்கு அலைவது போல....

72. செருப்பு எங்கே கடிக்கிறது என்று அணிகிறவனுக்குத்தான் தெரியும்.

73. ஆபத்துக்குக் கை கொடுக்காத நண்பன் நண்பனே அல்ல.
74. அமைதியான பதில் அடுத்தவரின் கோபத்தை விரட்டி விடக் கூடிய ஆற்றல் படைத்தது.
75. சாட்டையை இழந்து விட்டால் அதில் தங்கப்பிடி இருந்தது என்பார்கள் பொய்யர்கள்.
76. வானத்திற்குச் சிகரம் சூரியன். வீட்டிற்குச் சிகரம் குழந்தை.
77. இளவயதில் ஊசி திருடிப் பழகியவன்தான்; பிற்காலத்தில் பணத்தையும் திருடுவான்.
78. மரியாதையாய் கேட்டால் கோட்டைகளும் உங்களுக்கு அன்புடன் திறந்து வழிவிடும்.
79. சின்னஞ்சிறு தேனீக்களே ஏழைகளின் குட்டிப் பசுக்கள்.
80. மனிதன் அதிர்ஷ்டத்தை தேடுவதில்லை. அதுவே அவனைத் தேடி வருகிறது.
81. வீரம் என்பது பத்து என்றால் அதில் ஒன்பது தந்திரமாகும்.
82. பழத்தைச் சாப்பிடுங்கள் மரத்தைப் பற்றி விசாரிக்க வேண்டாம்.
83. ஆடிப்பட்டம் தேடி விதை.
84. ஆலை இல்லாத ஊருக்கு இலுப்பைப்பூ சர்க்கரை.
85. ஆயிரம் பொய் சொல்லி ஒரு கல்யாணம் செய்.
86. ஆட்டுக்கும் மாட்டுக்கும் இரண்டு கொம்பு இந்த அய்யங்காருக்கு மூன்று கொம்பு.
87. ஒரு பவுண்டு போதனையை விட ஒரு அவுன்ஸ் இல்லாம் பாழாகும்.
88. தன் முக அழகைப் பற்றியே பெருமைப்படும் பெண்ணால் இல்லம் பாழாகும்.
89. ஒரு ஆடு வேலியைத் தாண்டினால் மற்றவை அதனையே தொடரும்.
90. ஒரு பெண்ணின் காதல் கூடையில் உள்ள தண்ணீரைப் போன்றது.
91. அச்சம் இதயத்தின் சிறை.

92. வாய் இருந்தால் வங்காளம் போகலாம்.
93. வாய்க்கொழுப்பு சீலையால் வடிகிறது.
94. வாய் இல்லாத குரங்கு போல....
95. வானத்தை வில்லாய் வளைப்பான். மணலைக் கயிறாய்த் திரிப்பான்.
96. வாத்தியார் மகன் முட்டாள்.
97. வாய் உள்ளவனுக்கு காலம்.
98. வாய்விட்டு சிரித்தால் நோய்விட்டுப் போகும்.
99. வாழ்வு சில காலம் தாழ்வு சில காலம்.
100. வாக்கு கெட்ட கழுதையை போக்கிலே விட்டுத்தான் திருப்ப வேண்டும்.
101. வாக்கும் மனதும் ஒத்து வார்த்தை சொல்ல வேண்டும்.
102. மனப்பேய் ஒழிய மறு பேயில்லை.
103. மனிதனை மனிதனே அறிவான்.
104. மடையனுக்கு மறுமொழியில்லை.
105. மச்சினன் கிடைத்தால் மலை ஏறிப் பிழைக்கலாம்.
106. மடங்காக் குதிரைக்கு சவுக்கடி.
107. வளரும் காய் பிஞ்சிலே தெரியும்.
108. வளர்ப்பு வக்கணை அறியாது.
109. வலிய வந்தால் கிரந்திக்காரி.
110. வனத்தில் மேய்ந்தாலும் இனத்தில் அடையணும்.
111. வறியார்க்கு அழகு வறுமையிலும் செம்மை.
112. கோழி மிதித்தா குஞ்சு முடமாகும்.
113. கோடி குடுத்தாலும் குழந்தை கிடைக்குமா?
114. கோயில் இல்லா ஊரில் குடியிருக்க வேண்டாம்.
115. கோடையிலே தண்ணீர் ஓடை கண்ட மான் போல...
116. தகப்பன் ஒரு பாக்கு; பிள்ளை ஒரு தோப்பு.

117. தங்கத்தூள் அகப்பட்டாலும் செங்கல்தூள் அகப்படாது.
118. தண்ணீர் அடித்து தண்ணீர் விலகுமா?
119. தச்சன் அடித்த தலைவாசல் எல்லாம் உச்சிபிடிக்க உலாவித் திரிந்தேன்.
120. தனக்கு ஆகாத பானை இருந்தால் என்ன உடைந்தால் என்ன?
121. மலையைக் குடைந்து எலியைப் பிடித்தானாம்.
122. மழைக்கால இருட்டானாலும் வாய்க்கு கை தெரியாதா?
123. மரணத்திற்கில்லை நாள் நட்சத்திரம்.
124. மர நிழலில் மரம் வளருமா?
125. மனம் போன போக்கெல்லாம் போக வேண்டாம்.
126. பசுவைக்கொன்று செருப்பு தானம் செய்தால்....
127. பட்டவர்க்கு பலன் உண்டு பதவி உண்டு.
128. பத்து விரலாலே பாடுபட்டால் அஞ்சு விரலால் அள்ளித் தின்னலாம்.
129. படிப்பது இராமாயணம் இடிப்பது பெருமாள் கோயில்.
130. ஆரக்கழுத்தி அரண்மனைக்கு ஆகாது.
131. ஆற்றிலே வெள்ளம் போனால் அதற்கு மேலே தோணி போகும்.
132. ஆற்று மண்ணுக்கு வேற்று மண் உரம்.
133. ஆனைக்கு அகங்காரமும், பெண்களுக்கு அலங்காரமும்.
134. ஆணைக்கும் அடிசறுக்கும்.
135. ஆயிரம் பேரைக் கொன்றவன் அரை வைத்தியன்.
136. தோட்டக்காரன் வாழ்வு காற்றடித்தால் போச்சு....
137. தோல்வியே வெற்றிக்கு அறிகுறி.
138. தோளுக்கு மிஞ்சினால் தோழனே.
139. தோன்றின யாவும் அழியும்.
140. தோகை அழகைத் தொட்டுப் பொட்டிட்டுக் கொள்ளவும்.

141. மகளுக்கு புத்தி சொல்லி தாய் அவுசாரி போனாளாம்.
142. மலையின் உயரம் மலை அறியுமா?
143. மணலின் மேல் விழுந்த மழை மறுகணமே மறையும்.
144. மச்சை அழித்தால் குச்சுக்கும் ஆகாது.
145. மணலைக் கயிறாகத் திரிக்க முடியுமா?
146. மண்டை உள்ளவரை சளி இருக்கும்.
147. மரைக்காயருக்கும் உண்டு மாட்டுப்புத்தி.
148. தூணில் புடவையைச் சுற்றினாலும் தூக்கிப் பார்ப்பானாம் தூர்த்தன்.
149. தூணிலும் இருப்பான் துரும்பிலும் இருப்பான்.
150. தூங்குகிற புலியைத் தட்டி எழுப்பியதைப் போல....
151. தூங்குகிற நரிக்கு இரை கிடையாது.
152. தூண்டில் அகப்பட்ட மீன் துள்ளினால விடுவீர்களா?
153. தூர்ந்த கிணற்றைத் தூர் வாராதே....
154. தெய்வ பலமே பலம்.
155. தெருச்சண்டை கண்ணுக்கு இன்பம்.
156 தென்னயப்பெத்தா இளநீரு.
157. தெனாலிராமன் குதிரை வளர்த்தது போல....
158. கோபம் குடி கெடுக்கும்.
159. கோடை இடி இடித்தாற் போல....
160. கோபம் உள்ள இடத்தில் குணம் உண்டு.
161. கோடி விதையும் கூழுக்குத்தான்.
162. கோலெடுத்தால் குரங்கும் ஆடும்.
163. கோழி அடிக்க குறுந்தடி வேணுமா?
164. கொள்ளியை இழுத்துப் போட்டால் கொதிக்கிறது அடங்கும்.
165. கொள்ளைக்குப் போனாலும் கூட்டு ஆகாது.
166. கொழுத்தவனுக்கு கொள்ளும் இளைத்தவனுக்கு எள்ளும்.

167. கொண்டாட்டம் போய் திண்டாட்டம் வந்தது.
168. கொள்ளிக்கட்டையை எடுத்து தலையைச் சொறிந்து கொள்ளலாமா?
169. பழுதென்று மிதிக்கவும் முடியாது. பாம்பென்று தாண்டவும் முடியாது.
170. பன்றிக்குட்டி பெரிதானால் யானையாகுமா?
171. பசிக்கு பனம்பழம் தின்பது போல....
172. பசியாவரம் படைத்த தேவர் போல....
173. பகைவர் உறவு புகை எழு நெருப்பு.
174. பசு மாடு நொண்டியானால் பாலும் நொண்டியா?
175. பொருளும் கொடுத்து பழியும் தேடுவதா?
176. பொய் சொல்லி வாழ்ந்தவனும் இல்லை, மெய் சொல்லி கெட்டவனும் இல்லை.
177. பொய் மெய்யை வெல்லுமா?
178. பொழுது விடிந்தது பாவம் தொலைந்தது.
179. பருத்தி புடவையாக காய்த்தது போல...
180. பருப்பு இல்லாமல் கல்யாணமா?
181. பட்டா உன் பெயரில். சாகுபடி என் பெயரில்.
182. பருவத்தே பயிர் செய்.
183. பத்தோடு பதினொன்று அத்தோடு இது ஒன்று.
184. பண்ணிய பயிரில் புண்ணியம் தெரியும்.
185. பஞ்சு படிந்த பழஞ்சித்திரம் போல...
186. விரகு கோணலானாலும் நெருப்பு பற்றும்.
187. விட்டகுறை தொட்டகுறை.
188. விதியை வெல்வாருண்டா?
189. விட்டில் பூச்சி விளக்கில் விழுந்தது போல....
190. விதி போகிற வழியே மதி போகும்.

191. விதை ஒன்று போட கரை ஒன்றா முளைக்கும்?
192. விளைந்த கதிரே வணங்கும்.
193. மூடனின் உறவை விட விவேகியின் பகையும் நலமே.
194. மூடின முத்து மதிப்பு பெறும்.
195. மூத்தோர் வார்த்தை அமிர்தம்.
196. மூப்பினும் தர்மம் செய்.
197. மூச்சிருக்கும் வரை மோகமும் விடாது.
198. மூன்று வீட்டுக்கு முக்காலி. நாலு வீட்டுக்கு நாற்காலி.
199. மூளிச் சட்டியானாலும் கொழுக்கட்டை வெந்தால் சரி.
200. துடைப்புண்ணை நடையில் காட்டுவதா?
201. தும்பை விட்டு வாலைப் பிடிக்கலாமா?
202. துஞ்சி தின்றால் மிஞ்சி உண்ணான்.
203. துரும்பு நுழைய இடம் இருந்தால் ஆனையை கட்டுவான்.
204. துறட்டுக்கு எட்டாதது வாய்க்கு எட்டுமா?
205. துறவறம் வெளியிலே இல்லறம் மனதிலே...
206. ஈர நாவுக்கு எலும்பு கிடையாது.
207. ஈயத்தைக் காய்ச்சலாம். இரும்பைக் காய்ச்சலாமா?
208. ஈரம் காய்ந்தால் பிட்டத்தில் மண் ஒட்டாது.
209. ஈயான் தோட்டத்து வாழை இரண்டு குலை தள்ளும்.
210. ஈடாகாதவனை எதிர்க்காதே.
211. ஈச்சமரம் ஏறினால் இடி பொறுக்கத்தான் வேண்டும்.
212. பெண் பாவம் பொல்லாதது.
213. பெரியாரைத் துணை கொள்.
214. பெண் புத்தி பின்புத்தி.
215. பெட்டைக் கோழி கூவியா பொழுது விடியப்போகிறது.
216. பெண்ணின் கோணல் பொன்னில் நிமிரும்.
217. ஆகாயத்தை பருந்து எடுத்துக்கொண்டு போகுமா?

218. ஆவதும் பெண்ணாலே அழிவதும் பெண்ணாலே...
219. ஆட்டைக் காட்டி வேங்கை பிடித்தது போல.
220. ஆசை வெட்கம் அறியாது.
221. ஆடிக்கொரு தடவை அமாவாசைக்கொரு தடவையா?
222. ஆடி மாதத்தில் குத்தின குத்து ஆவணி மாதத்தில் வலி எடுத்ததாம்.
223. ஆட்டுக்கிடையில் ஓநாய் புகுந்தது போல.
224. ஆடு தழை தின்பது போல.
225. தின்று மிகுந்த பாக்கை திரும்பவும் போடுவார்களா?
226. தின்று துப்பின தாம்பூலத்த தின்ன நினைப்பார்களா?
227. திருவாசல் ஆண்டியும் ஒரு வேளைக்கு உதவுவான்.
228. திருவிளக்கு இல்லா வீட்டில் பேய் குடியிருக்கும்.
229. கூறு கெட்ட மாட்டுக்கு ஆறு கட்டுப் புல்லாம்.
230. கூனி வாயாற் கெட்டாள்.
231. கூலிப்படை வெட்டுமா?
232. கூழ் குடித்தாலும் கூட்டு ஆகாது.
233. கும்பிடப்போன தாதி மாப்பிள்ளையைக் கை பிடித்தான்.
234. திங்கள் கண்டு நாய் குரைத்ததாம்.
235. திறந்த வீட்டிலே நாய் நுழைந்தது போல...
236. திருவாசகத்துக்கு உருகாதவர் ஒரு வாசகத்துக்கு உருகார்.
237. திருடப் போனாலும் திசை வேண்டும்.
238. தின்னத் தெரியாமல் தின்பானேன்.
239. கைக்கு எட்டியது வாய்க்கு எட்டலை.
240. கையை ஊன்றித்தான் கரணம் போட வேண்டும்.
241. கைகண்ட வேசிக்கு கண்ணீர் குறைச்சலா?
242. நதிமூலம் ரிஷிமூலம் அறியாதவன்.
243. நடுத்தெரு பிச்சைக்கு நாயைப் பார்க்கலாமா?

244. நகத்தாலே கிள்ளுகிறதை கோடாரி கொண்டு வெட்டுகிறான்.
245. நண்டை சுட்டு நரியை காவலுக்கு வைக்கலாமா?
246. இந்திராதி தேவர்க்கும் வந்திடும் தீவினை.
247. இரும்படிக்கும் இடத்தில் ஈக்கு என்ன வேலை.
248. இறப்பவனுக்கு பஞ்சம் என்றுமில்லை.
249. இரும்பு செம்பானால் துரும்பு தூண் ஆகும்.
250. இராமன் ஆண்டால் என்ன இராவணன் ஆண்டால் என்ன?
251. தோளில் உட்கார்ந்தபடி காதைக் கடிக்கிறான்.
252. தோற்றம் உண்டெனில் மரணமும் உண்டு.
253. தோல் இருக்கச் சுளை விழுங்கி.
254. தோழமையோடு ஏழ்மை பேசேல்.
255. தோசைக்கு தோசை ஓட்டையே,
256. பட்டு அறி கெட்டு அறி.
257. பழைய குருடி கதவைத் திறடி.
258. பருத்தி உழுமுன்னே தம்பிக்கு எட்டு முழமாம்.
259. பண்ணிய பாவத்தை பட்டுத் தொலைக்க வேண்டும்.
260. மானத்தை விட்டால் மார் மட்டும் சோறு.
261. மாடு மேய்ப்பவனும் மாமியார் வீட்டில் இரான்.
262. மாமியார் உடைத்தால் மண்குடம். மருமகள் உடைத்தால் பொன்குடமா?
263. மாவைத் தின்றால் அப்பம் இல்லை.
264. மானம் அழிந்து வாழ்வதிலும் மரணம் அடைவது உத்தமம்.
265. மாரடித்த கூலி மடிமேலே.
266. மான் கூட்டத்தில் புலி புகுந்தது போல...
267. ஒரு கண்ணிலே புகுந்து மறுகண்ணிலே வருபவன்.
268. ஒருகாசு பேணின் இருகாசு தேறும்.
269. ஒப்புக்குச் சப்பாணி ஊருக்கு மாங்கொட்டை.

270. ஆசீர்வாதமும் சாபமும் அறவோர்க்கு இல்லை.
271. ஆசானுக்கு அடவு தப்பும். ஆனைக்கும் அடி சறுக்கும்.
272. ஆசைக்கு ஒரு பொண்ணும் ஆஸ்திக்கு ஒரு ஆணும்.
273. ஆசை உள்ளளவும் அலைச்சலும் உண்டு.
274. கொடுப்பாரைத் தடுக்காதே
275. கொல்லைக் காட்டு நரி பல்லைக் காட்டினது போல...
276. கொம்புள்ளதற்கு ஐந்து குதிரைக்கு பத்து முழம்.
277. கொண்ட பெண் சாதியே கூர்வாளாயிருந்தாள்.
278. கொண்டைக்கு பூச்சூட்டுவதா? தாடிக்கு பூச்சூட்டுவதா?
279. மெல்லியலாள் தோள் சேர்.
280. மெத்தப் படித்தவன் பைத்தியக்காரன்.
281. மெய்ஞ்ஞானம் உடையவருக்கு அஞ்ஞானம் இல்லை.
282. மெய் நின்று விழிக்கிறது. பொய் நின்று புலம்புகிறது.
283. மெழுகின வீட்டில் நாய் நுழைந்தது போல...
284. மெச்சிக் கொள்வதற்காக எச்சிலை எடுப்பதா?
285. தானமது விரும்பு.
286. தான் சாக மருந்து உண்பார்களா?
287. தாய் வயிற்றைப் பார்ப்பாள். பெண்டாட்டி மடியைப் பார்ப்பாள்.
288. தாய்க்கு அடங்காதவன் ஊருக்கு அடங்கமாட்டான்.
289. குலம் எப்படியோ குணம் அப்படியே.
290. குலத்துக்கு ஈனம் கோடாலிக் கொம்பு.
291. குலவித்தை கற்றுப் பாதி கல்லாமல் பாதி.
292. குருடனுக்கு வேண்டியது கோல்.
293. குருடனுக்கு பால் சோறிட்டது போல....
294. குன்றி மணிக்கும் குண்டியில் கறுப்பு.
295. குத்தாத காதுக்கு ஊனம் இல்லை.

296. குடிக்கிற வீடு விடியுமா?
297. குடி இருந்து அறிந்து கொள். வழி நடந்து அறிந்து கொள்.
298. ஒரு பானைச் சோற்றுக்கு ஒரு சோறு பதம்.
299. பாம்பு என்றால் படையும் நடுங்கும்.
300. பார்க்கப் பூனை பாய்ந்தால் புலி.
301. பாலுக்குப் பூனை காவலா?
302. பாய்மரம் இல்லாத கப்பலைப்போல...
303. பாகற்கொட்டை புதைக்க சுரைக்கொட்டை முளைக்குமா?
304. கொடுங்கோல் அரசு நெடுங்காலம் நில்லாது!
305. கொடுத்தால் ஒரு பேச்சு கொடுக்காவிட்டால் ஒரு பேச்சு!
306. கொடுத்தால் குறைவு வருமா?
307. கொல்லைக்கு பலி; குடிக்குச் சனி.
308. கொழுத்தவன் கைக்கு இளைத்தவன் துரும்பு.
309. இருதலைக்கொள்ளி எறும்பைப் போலானேன்.
310. இல்லை எனும் வீட்டில் பல்லியும் சேராது.
311. இலைமறைவு காய் மறைவு வேண்டாமா?
312. இருந்து கொடுத்தால நடநது வாஙகு.
313. குப்பை மேடு உயர்ந்து கோபுரம் தாழ்ந்தது.
314. குளிக்கப்போய் சேற்றைப் பூசிக் கொண்டானாம்.
315. குழந்தை இல்லாவீடு சுடுகாடு.
316. குயிலும் குரலும் மயில் அழகும் போல...
317. குன்றின் மேல் இட்ட விளக்கைப் போல.
318. குரங்கு கையில் பூமாலை!
319. குழந்தையும் தெய்வமும் கொண்டாடும் இடத்தில்.
320. குற்றம் அடைந்த கீர்த்தி குணங்கொள்ளல் அரிது.
321. பாடிக்கறக்கிற மாட்டை பாடிக்கறக்கணும்.
322. பாம்போடு பழகேல்.

323. பானையில் இருந்தால் அல்லவா அகப்பைக்கு வரும்.
324. பாடு இல்லாமல் பயன் இல்லை.
325. பாலுக்கும் காவல் பூனைக்கும் தோழன்.
326. பாம்பறியும் பாம்பின் கால்.
327. வேலை செய்தால் கூலி. வேஷம் போட்டால் காசு.
328. வேசி உறவு காசிலும் பணத்திலும்தான்.
329. வேண்டும் என்றால் வீடு; வேண்டாம் என்றால் காடு.
330. வேம்புக்கு பல் அழகும் வேலுக்கு பல் உறுதியும் சிறப்பு.
331. வேனிற் காலத்துக்கு விசிறி.
332. மொட்டைத்தாத்தா குட்டையில் விழுந்தார்.
333. மொட்டைத் தலைக்கேத்த பட்டுக்குல்லாய்.
334. சொல்லாமல் அறிகிறவனே பண்டிதன்.
335. சொல்லச் சொல்ல மண்டி மண்ணைத் திண்கிறான்.
336. சொரியக் கொடுத்த பசு போல....
337. சொல்வதை விடவும் செய்வது மேல்.
338. சொக்கநாதர் கோயிலுக்கு புல்லு கட்டு கட்டினாற் போல....
339. சொல்லாது பிறவாது அள்ளாது குறையாது.
340. சொல்லிப் போகணும் சுகத்துக்கு; சொல்லாமல் போகணும் துக்கத்துக்கு
341. கல்லானாலும் கணவன் புல்லானாலும் புருஷன்.
342. கள்ள உள்ளம் துள்ளிக் குதிக்கும்.
343. கற்றோர்க்கு சென்ற இடமெல்லாம் சிறப்பு.
344. கனவில் பார்த்த சோறு பசிபோக்குமா?
345. களவும் கற்று மற.
346. கடுஞ்சினேகம் கண்ணுக்கு பகை.
347. சிறுகக் கட்டிப் பெருக வாழ்!
348. சித்தன் போக்கு சிவன் போக்கு!

349. சிறைப்பட்டாயோ ? குறைப்பட்டாயோ!
350. சின்னவீட்டுச் சேதி அம்பலத்திலே வரும்.
351. சிவபூஜையில் கரடி போல...
352. சிரைத்தால் மொட்டை வைத்தால் குடுமி!
353. சிந்தின வீட்டிலே சேராது. மங்கின வீட்டிலே வராது!
354. சிறு துரும்பும் பல்குத்த உதவும்!
355. தலைஎழுத்து தலை சிரைத்தால் அழிந்துவிடுமா?
356. தர்மம் தலைகாக்கும்.
357. தயிர்ப்பானையை உடைத்து காகத்துக்கு அமுது இட்டது போல....
358. தண்ணீரில் கிடந்த தவளையை வெளியே எடுத்து விட்டது போல....
359. தருமத்துக்கு தாழ்ச்சி வராது.
360. தனக்கு மிஞ்சித்தான் தானமும் தர்மமும்.
361. தட்டிக் கேட்க ஆளில்லாவிட்டால் தம்பி சண்டைப் பிரசண்டன்.
362. தனிமரம் தோப்பாகுமா?
363. நாய்க்கு ஒரு சூல் அதற்கொரு மருத்துவச்சியா?
364. நாய் வாயில் கோலை விட்டது போல....
365. நாளொரு மேனியும் பொழுதொரு வண்ணமுமாக...
366. நாய் பட்டபாடு கொம்புக்கு தெரியும்.
367. கணக்கன் வீட்டுக் கல்யாணம் விளக்கெண்ணெய்க்கு கேடு.
368. கணபதி பூசைக்கு கைமேல் பலன்.
369. கண்டதே காட்சி கொண்டதே கோலம்.
370. கண்ணில் புண் வந்தால் கண்ணாடி பார்க்கக்கூடாது.
371. பஞ்சும் நெருப்பும் போல...
372. பந்திக்கு முந்தி படைக்கு பிந்தி.

373. படிச்சவன் பாட்டைக் கெடுத்தான்.
374. பழகப் பழகப் பாலும் புளிக்கும்.
375. பங்காளியையும் பனங்காயையும் பதம் பார்த்து வெட்ட வேண்டும்.
376. தொட்டிலும் ஆட்டி தொடையையும் கிள்ளியது போல....
377. தொட்டிற் பழக்கம் சுடுகாடு மட்டும்.
378. தொட்டிற் பிள்ளைக்கு நடக்கும் பிள்ளை எமன்.
379. தொங்குவது குட்டிச்சுவர் கனவு காண்பது மச்சு வீடா?
380. தொழுகைக்குள்ளும் படை ஒடுங்கும்.
381. நிறைய முழுகினால் குளிர் விட்டுப் போகும்.
382. நிதம் கண்ட கோழி நிறங்கெடும்.
383. நித்திய கண்டம் பூரண ஆயுள்.
384. நிறைகுடம் நீர் தளும்பாது.
385. நிர்வாண தேசத்தில் சேலை கட்டினா பைத்தியக்காரி.
386. பாம்புக்கு தலையைக் காட்டி மீனுக்கு வாலைக் காட்டி!
387. பாத்திரம் அறிந்து பிச்சை.
388. பாதிச்சுரைக்காய் கறிக்கும் பாதிச்சுரைக்காய் விதைக்குமா?
389. பாட்டு வாய்த்தால் கிழவியும் பாடுவாள்.
390. சிற்றுளியாய் கல்லும் நகரும்.
391. சில்லரைக் கடன் சீரழிக்கும்.
392. சித்திர புத்திரன் அறியாமல் சீட்டு கிழியுமா?
393. சிறு மீன் பெருமீனுக்கு இரை.
394. மரியாதையாய் கேட்டால் கோட்டைகளும் உங்களுக்கு அன்புடன் திறந்து வழிவிடும்.
395. சின்னஞ்சிறு தேனீக்களே ஏழைகளின் குட்டிப் பசுக்கள்.
396. மனிதன் அதிர்ஷ்டத்தைத் தேடுவதில்லை. அதுவே அவனைத் தேடி வருகிறது.

397. வீரம் என்பது பத்து என்றால் அதில் ஒன்பது தந்திரமாகும்.
398. பழத்தைச் சாப்பிடுங்கள் மரத்தைப் பற்றி விசாரிக்க வேண்டாம்.
399. உன் நண்பனுக்காகக் கூட உண்மையைச் சொல்ல மறுக்காதே.
400. தாய் நாட்டிற்காக இறப்பது உயர்வு. அதைவிட உயர்வு தாய் நாட்டிற்காக உயிர் வாழ்தல்.
401. வெட்கம் நல்லொழுக்கத்தின் சின்னம்.
402. ஒருவன் நிர்வாணமாக இருக்கும்போது எழுந்து நிற்பதை விட உட்கார்ந்திருப்பது மேலானது.
403. அவசரப்படுவது ஈக்களை அடிக்க உதவும்.
404. ஆட்டம் ஆடுவது கரடி. அதற்கான சன்மானம் பெறுவது வேறு ஆள்.
405. இறைவன் எல்லாவற்றையும் எல்லோருக்குமாகத்தான் கொடுத்துள்ளான். தனிப்பட்ட சிலருக்கு மட்டுமே அல்ல.
406. சமாதான உணர்வு இருந்தால் இந்த உலகம் முழுவதும் நம் சொந்த வீடு போன்றது.
407. கொஞ்சம் பசி இருக்கும்போதே சாப்பிடுவதை நிறுத்தி விடுங்கள்.
408. விதியால் வந்த துக்கத்தை வார்த்தைகளால் குறைத்துக் கொள்ளலாம்.
409. நாய்களோடு படுக்கைக்கு செல்பவன் உண்ணிகளோடு எழுந்திருப்பான்.
410. யூதனுடன் சாப்பிடு. ஆனால் கிறிஸ்தவன் வீட்டில் படுத்து உறங்கு.
411. ஆரோக்கியம் உள்ளவனுக்கு நம்பிக்கை இருக்கும். நம்பிக்கை உள்ளவனுக்கு எல்லாம் இருக்கும்.
412. அனாதைக் குழந்தைகளுக்கு அழுவதற்கு சொல்லிக் கொடுக்காதீர்கள்.
413. ஆடிக்கொரு தடவை அமாவாசைக்கொரு தடவையா?

414. ஆடி மாதத்தில் குத்தின குத்து ஆவணி மாதத்தில் வலி எடுத்ததாம்.
415. ஆட்டுக்கிடையில் ஓநாய் புகுந்தது போல.
416. ஆடு தழை தின்பது போல.
417. நாய் தன் இனத்தை வெறுக்கும். அந்த இன வெறுப்பை அது மனிதர்களிடம் கற்றுக் கொண்டது.
418. விருந்தினரின் முதுகுப்புறம்தான் எப்போதும் அழகு.
419. நரிக்காக சிங்கம் ஒருபோதும் வேட்டையாடாது.
420. பணக்காரன் ஆவதற்கு பணத்தைக் குவிக்க வேண்டும் என்பதில்லை. நம்முடைய தேவைகளைக் குறைத்துக் கொண்டாலே போதும்.
421. சட்டைப் பை காலியாக இருந்தாலும் தொப்பியை நிமிர்த்தி வைத்துக்கொண்டு உதவி கேளுங்கள்.
422. மரணம் குட்டிகளையும் ஆடுகளையும் சேர்த்தே விழுங்குகிறது.
423. அன்பு வீணாகப் போய் விட்டதாக ஒரு போதும் கூறாதே. அன்பு வீணானதே இல்லை.
424. உண்மையான மனிதனை அவன் தனித்திருக்கும் போது அறியலாம்.
425. குருட்டுக் கழுதைக்கு இருட்டைப் பற்றி பயமில்லை.
426. எப்போதும் சலிப்பில்லாமல் செயல்படுபவன் வெற்றி பெறுவான்.
427. நம்பிக்கைக்குரிய மூன்று: வயோதிக மனைவி, வயோதிக நாய், கையிலிருக்கும் பணம்.
428. ஓடிப் பழக்கமுள்ள கால் நிற்காது.
429. அலங்காரமில்லாமல் அழகு நிற்பதில்லை.
430. குளிப்பதானால் முங்கிக் குளி.
431. கப்பலுக்குரிய பிரதேசம் கடல். இதயத்துக்குரிய பிரதேசம் தியானம்.

432. உள்ளத்தின் விளக்கு அவன் சிந்தனையே.

433. புதுப் பணக்காரனிடம் கடன் வாங்காதே. புதுமணத் தம்பதிகள் வீட்டுக்குச் செல்லாதே.

434. செல்வம் விலை மகளிரைப் போன்றது.

435. உங்களது புத்திமதி உங்கள் நண்பனை மகிழ்விக்கும் விதத்தில் இருக்கக் கூடாது. அவனுக்கு உதவும் விதத்தில் இருக்க வேண்டும்.

436. எல்லோருக்கும் நண்பனாய் இருப்பவன்; ஒருவனுக்குக் கூட உண்மையான நண்பனாய் இருக்க மாட்டான்.

437. கஞ்சன் முட்டையை விழுங்கிவிட்டு அதன் ஓட்டை தானம் கொடுப்பான்.

438. ஒரு கிழவியை அவள் இறந்த பின்பும் நம்ப வேண்டாம்.

439. கல்வியின் வேர்கள் கசப்பானவைதாம் ஆனால் பழமோ இனிமையானது.

440. பொன்னுக்கு துரு ஏறாது. பொறுமைக்கு சினம் வராது.

441. பொன் காத்த பூதம்போல.

442. பொறுமை புண்ணியத்திற்கு வேர்.

443. பொன்னை எறிந்தாலும் பொடிக்கீரையை எறியலாமா?

444. பொற்கலம் ஒலிக்காது வெண்கலம் ஒலிக்கும்.

445. தன் வாய்ச் சீதேவி தன் முன் வாயிலே...

446. தன் வாயால் தானே கெட்டாள்.

447. தன் முதுகு தனக்குத் தெரியாது.

448. தன் தப்பு பிறருக்கு சந்து.

449. தன் பாவம் தன்னோடு.

450. சின்ன வீட்டில் செய்தது சீமந்தத்திலே தெரியவரும்.

451. சித்திரமும் கைப்பழக்கம் செந்தமிழும் நாப்பழக்கம்.

452. சிப்பியிலே விழுந்த மழைத்துளி முத்தாகும்.

453. சிரஞ்சீவி பெற்றவருக்கு சிவபயம் ஏது?

454. சிறைக்கு அழகில்லை. விலைமாதுக்கு முறையில்லை.

455. எடுப்பாரைக் கண்டால் குடம் கூத்தாடும்.

456. எட்டினால் குடுமியைப் பிடி எட்டாவிட்டால் காலைப்பிடி.

457. எருதுக்கு புண் அழற்சி காக்கைக்கோ பசி அழற்சி.

458. எச்சிலை விழுங்கி பசி போகுமா?

459. எரிவதை உருவினால் கொதிக்கிறது அடங்கும்.

460. வித்தை அடிக்கிற கோழிக்கு விலாவில் இருக்கிறதாம் பித்து.

461. விதி முடிந்தவனை விரியன் கடிக்கும்.

462. விண் பொய்த்தால் மண் பொய்க்கும்.

463. விளையாட்டு வினையாகும்.

464. எங்கும் மடமாய் இருக்கிறது. இருக்கத்தான் இடம் இல்லை.

465. எதிரி சுண்டெலியானாலும் எச்சரிக்கையாய் இருக்க வேண்டும்.

466. எந்த இலை உதிர்ந்தாலும் ஈச்சம் இலை உதிராது.

467. எட்டுக்குஞ்சு அடிச்சாலும் சட்டிக்கறி ஆகாது.

468. எட்டேகால் லட்சணமே எமனேறும் வாகனமே!

469. நல்லது சொன்னாலும் பொல்லாப்பா!

470. நற்குணமே ஆஸ்தி.

471. நல்ல மரத்திலே புல்லுருவி பாய்ந்தது போல....

472. நல்ல எழுத்து நேராயிருக்கு கோணல் எழுத்து குறுக்கே ஏன்?

473. நல்லவன் என்று பெயர் எடுக்க நாளாகும்.

474. தீப்பட்ட வீட்டில் கரிக்கட்டைக்கு பஞ்சமா?

475. தீ மிஞ்ச வைத்தாலும் பகை மிஞ்ச வைக்கலாகாது.

476. தீக்கும் காற்று உதவியது போல....

477. தீக்குள் விரலை விட்டால்...

478. நொறுங்கத் தின்றால் நூறு வயது.

479. நொண்டிக்குதிரைக்கு சறுக்கினதே சாக்காம்.

480. நொய்யரிசி கொதி பொறுக்காது.
481. நொந்த கண்ணிருக்க நோகாத கண்ணுக்கு மருந்து.
482. நிலத்தில் எழுந்த பூண்டு நிலத்தில் மடிய வேண்டும்.
483. நிலவுக்கு ஒளிந்து பரதேசம் போனது போல....
484. நிலவுக்கு காலடி நெடுந்தூரம் போகும்.
485. நித்தம் கிடைக்குமா அமாவாசைச் சோறு?
486. நாய்க்கு எதற்கு தேங்காய் நடுவீட்டில் போட்டு உருட்டவா?
487. நாய்க்கு தெரியுமா கொக்கு பிடிக்க?
488. நாய் நக்கி சமுத்திரம் குறையுமா?
489. நாம் ஒன்று நினைக்க தெய்வம் ஒன்று நினைக்கும்.
490. நித்தமும் தந்தால் முத்தமும் சலிக்குமே...
491. நில்லாத காலடி நெடுந்தூரம் போகும்.
492. நினைக்குமுன் வருவான் நினைத்ததும் தருவான்.
493. நிலை இல்லாதவர் வார்த்தை நீர்மேல் எழுத்து.
494. நித்திரை சுகம் அறியாது.
495. நாய் கெட்ட கேட்டுக்கு மாமரத்து நிழல்.
496. நாய் குலைத்து நத்தம் பாழாகுமா?
497. நான் சொல்வதை நல்லோரும் செய்யார்.
498. நாலாம் தலைமுறையில் நாவிதனும் சிற்றப்பனாவான்.
499. நீண்ட புல் நிற்க நிழலாகுமா?
500. நீர் மேல் குமிழி போல...
501. நீலிக்கு கண்ணீர் இமையிலே..
502. நீதிகேளாமல் தலை வெட்டுவார்களா?
503. நீந்த மாட்டாதவனை ஆறு கொண்டு போகிறது.
504. எருதும் வண்டியும் ஒன்றானால் மேடு பள்ளம் ஏது?
505. எலி வேட்டையாட தவில் வேண்டுமா?
506. எருவுக்கு போனவன் இளையாளைக் கைபிடித்தது போல.

507. எலி அம்மணத்தோட போகிறதென்றான்.
508. நண்டு கொழுத்தால் வளையில் தங்காது.
509. நட்டாற்றில் கைவிட்டாற் போல....
510. நடந்தால் நாடெல்லாம் உறவு.
511. நடக்கும் கால் தவறினாலும் நாக்கு தவறலாமா?
512. தேவிடியாள் மகன் திவசம் செய்தது போல.
513. தேங்காய் உடைப்பது போல பேச்சு.
514. தேச பக்தியே தெய்வ பக்தி.
515. தேரோட்ட போச்சு திருநாள்.
516. தேர் ஓடி நிலைக்கு வரவேண்டும்.
517. தேனில் விழுந்த ஈயைப்போல....
518. தேடித் திருவிளக்கு வை.
519. நின்றால் நெடுமரம் விழுந்தால் பனைமரம்.
520. நின்ற வெள்ளத்தையும் வந்த வெள்ளம் கொண்டு போயிற்று.
521. நிமிஷ நேரம் நிற்கும் இன்பம் சிற்றின்பம்.
522. நிலத்திற்குத் தகுந்த கனியும் குலத்திற்குத் தகுந்த குணமும்.
523. சீவன் போனால் கீர்த்தியும் போகுமா?
524. சீ என்கிற வீட்டில் நாயும் நுழையுமா?
525. சீரைத் தேடின் ஏரைத் தேடு.
526. சீப்பு எடுத்து ஒளித்தால் கல்யாணம் நின்றிடுமா?
527. கடுகு மலையாச்சு மலை கடுகாச்சு.
528. கழனிக்கு அண்டை வெட்டிப்பார் கண்ணுக்கு மை இட்டுப்பார்.
529. கடன் வாங்கியும் பட்டினி; கல்யாணம் பண்ணியும் சந்நியாசி.
530. சூதனுக்கு நீதியில்லை.
531. சூரியனைக் கண்ட பனி போல...
532. சூதுக்காரன் கையும் கோள்காரன் வாயும் சும்மா இருக்காது!

533. சூடு சொரணை அற்றவனுக்கு நாடு நகர் ஏது?
534. சூரியன் எழுமுன் காரியம் செய்.
535. சூலி சூலி என்று சோற்றைத் தின்று மலடி வாயிலே மண்ணா?
536. இஞ்சி லாபம் மஞ்சளில்.
537. இஞ்சி தின்ற குரங்கைப் போல.
538. இடுப்பொடிந்த கோழிக்கு உரல்குழியே கைலாசம்.
539. இட்டுக் கெட்டாருமில்லை, ஈயாது வாழ்ந்தாருமில்லை.
540. அவசரக்காரனுக்கு புத்தி மட்டு.
541. அரைப்படி அரிசி அன்னதானம். விடியுமட்டும் மேளதாளம்.
542. அவசரத்தில் அடுக்கண் சட்டிக்குள்ளே கை நுழையாது.
543. அல்லல்பட்டு நரி பல்லைக் காட்டிச் சிரித்ததாம்.
544. அரைக்குடம் ததும்பும் நிறைகுடம் ததும்பாது.
545. அழகு இருந்து அழும். அதிர்ஷ்டம் இருந்து உண்ணும்.
546. அழுகிற வீட்டில் இருந்தாலும் ஒழுகிற வீட்டில் இருக்காதே.
547. அழையாத வீட்டுக்கு நுழையாத சம்பந்தி.
548. அரைத்த பயறு முளைத்தாற் போல.
549. உண்ணாச்சொத்து மண்ணாப் போகும்.
550. உரலில் அகப்பட்டது உலக்கைக்கு தப்புமா?
551. உண்டது தானே ஏப்பம் வரும்.
552. சப்பாணி மாப்பிள்ளைக்கு சந்தொடிந்த பெண்டாட்டி!
553. சந்நியாசமே சகல நாசம்!
554. சட்டிப்பாலுக்கு சொட்டுப் பிரை!
555. குஞ்சுடன் மேய்ந்த கோழி போல...
556. குடலும் கூந்தலும் கொண்டது கொள்கை.
557. குடப்பாலில் கைவிட்டு சத்தியம் செய்தது போல....
558. காசில்லாதவனை வேசியும் நம்பமாட்டாள்.
559. காக்கை உட்கார பனம்பழம் விழுந்த கதைபோல.

560. காசிக்குப் போனாலும் கருமம் தொலையவில்லை.
561. பெற்ற மனம் பித்து பிள்ளை மனம் கல்லு.
562. பெய்த மழைக்கும் காய்ந்த வெயிலுக்கும் சரி.
563. பெருமையும் சிறுமையும் வாயால் வரும்.
564. பெண்ணுக்கு பெண்மையே சீதனம்
565. பெற்ற தாயானாலும் செய்த குற்றம் எத்தனை பொறுப்பா.
566. துக்கத்தின் சுமையை அழுகை குறைக்கிறது.
567. நான்கு கால்களுடைய குதிரையும் வழுக்கி விழும்.
568. தவறு செய்பவர்களை அவர்களது வெட்கத்தால் தலைகுனிய விட்டுவிடு.
569. அறிவுள்ள குழந்தை மகிழ்ச்சியுள்ள தந்தையை உருவாக்குகிறது. பொறுமையே வாழ்வின் காயகல்பம்.
570. முட்டாள் அறிவாளியின் ஏணி.
571. நாளை விடிந்தால் நடக்கும் கதை யாருக்கும் தெரியாது.
572. இதயம்தான் ஒருவனை நரகத்திற்கோ சொர்க்கத்திற்கோ கொண்டு செல்கிறது.
573. உலகம் ஒரு பிரயாணிகளின் விடுதி.
574. வீட்டில் உணவிருந்தால் விருந்தாளியைப் பற்றி கவலையில்லை.
575. தாய்க்காக மனைவியை வெறுப்பவன் பழைய மிருகம். மனைவிக்காக தாயை வெறுப்பவன் புதிய மிருகம்.
576. பணிவான சொல் பாதையை எளிமையாக்குகிறது.
577. நீயும் நானும் ஒப்புக்கொண்டால் வழக்கறிஞர் எதற்கு?
578. ஆக்கவுமில்லை அழிக்கவுமில்லை. மூக்கெல்லாம் முழுக் காரியம்.
579. ஆகுங்காலம் ஆகும். போகும் காலம் போகும்.
580. ஆடு அடிச்சா அந்தப் பக்கம். அகப்பய தட்டினா இந்தப் பக்கம்.

581. ஆக்குகிறவர் சலித்தால் அடுப்பு பாழ் குத்துகிறவள் சலித்தால் குந்தாணி பாழ்.
582. சமாதானம் செய்து வைப்பவனுக்கு மூன்றில் இரண்டு பங்கு உதை கிடைக்கும்.
583. ஒரு மனிதனுக்கு நூறு நன்மையைச் செய்துவிட்டு ஒன்றை செய்யத் தவறினால் அவன் எல்லாவற்றையும் மறந்து விடுகிறான்.
584. செல்வம் எப்படி வந்ததோ அப்படியே போகும்.
585. பிறரிடம் எதுவும் கேட்காதவன் பெரும் பணக்காரன்.
586. அன்னியர்கள் மறைகிறார்கள் நண்பர்கள் மறக்கிறார்கள்.
587. சிற்றின்பம் எண்ணார் மற்றின்பம் கண்டார்!
588. சின்னக் கண்ணன் கோவிலில் சிலை வைத்தது போல...
589. சிரட்டைத் தண்ணீரும் சிறு எறும்புக்குச் சமுத்திரமே!
590. சித்திரை மாதத்துப் புழுதி பத்தரை மாற்றுத் தங்கம்.
591. சித்திரை மாதத்தில் செல்வன் பிறந்தால் சீரும் சிறப்பும் கெடும்.
592. கீறி ஆற்றினாலே புண் ஆறும்.
593. கீழ் மக்கள் பழிக்கஞ்சார்.
594. கீரியும் பாம்பும் போல....
595. கீரைக்கடைக்கு எதிர்க்கடை வேண்டாம்.
596. புலியைப் பார்த்து பூனை சூடு போட்டுக்கொண்டது போல....
597. புளுகினாலும் பொருந்தும்படியாக பொய் சொல்ல வேண்டும்.
598. புழுக்கை ஒழுக்கம் அறியாது.
599. புதுப்பானையில் பழைய கள்ளு.
600. சீரணி கெட்டாள் கோரணி.
601. சீதேவியுடன் மூதேவியும் பிறந்தாற் போல....
602. சீரங்கத்துக் காகமானாலும் கோவிந்தம் பாடுமோ?

603. சீறிவரும் வடவாக்கினியைச் சிறு குட்டைத் தண்ணீர் அளக்குமா?

604. பிச்சையெடுக்க வந்தவன் பெண்ணுக்கே மாப்பிள்ளை யானான்.

605. பிச்சை புகினும் கற்கை நன்றே.

606. பிணத்தை மறைத்து மணத்தை நடத்து.

607. பிறர் பொருளை இச்சிப்பான்; தன்பொருளை இழப்பான்.

608. சனிப் பிணம் தனியே போகாது!

609. சந்நியாசி வீடு திண்ணையிலே....

610. சனத்தோடு சனம் சேரும் சந்தனத்தோடு மணம் சேரும்.

611. சந்தையிலே அடிப்பட்டவனுக்கு சாட்சி யார்?

612. சமுத்திர நீர் தாகம் போக்குமா?

613. கருக்கலில் எழுந்தாலும் நறுக்கென்று சமைப்பாளோ?

614. நாய்க்கு வேலை இல்லை; ஆனால் அதுக்கு நிக்க நேரமில்லை

615. கள்ள உள்ளம் துள்ளிக் குதிக்கும்.

616. கற்றோர்க்கு சென்ற இடமெல்லாம் சிறப்பு.

617. வாக்கும் மனதும் ஒத்து வார்த்தை சொல்ல வேண்டும்.

618. வாழ்ந்து கெட்ட வீட்டில் ஓட்டுக்குப் பஞ்சம்.

619. வாழைப்பழத்தில் ஊசி ஏற்றியது போல....

620. வாழ்கிற வீட்டில் மர நாயைக் கட்டியது போல....

621. கோயில் பூனைக்கு பயம் ஏன்?

622. கோள் சொல்பவனைக் கொடுந்தேள் என்க!

623. கோட்டானை மடியில் கூட்டிக்கொண்டது போல....

624. கோபத்தில் அறுந்த மூக்கு சந்தோஷத்தில் வருமா?

625. கோபுரம் தாங்கிய பொம்மையைப் போல....

626. ஊத அறிந்தவன் வாதி உப்பு அறிந்தவன் யோகி.

627. ஊரெங்கும் பேர். வீடு பட்டினி.

628. ஊரார் உடைமைக்கு பேயாய் அலையறான்.
629. ஊரார் வீட்டு கல்யாணமே ஏன் அவிழ்ந்தாய் கோவணமே....
630. எங்கே புகை உண்டோ அங்கே நெருப்பு உண்டு.
631. எண்ணி முடியாதது ஏட்டில் அடங்காது.
632. எரிகிற விளக்கானாலும் தூண்டுகோல் வேண்டும்.
633. எருது கொழுத்தால் தொழுவத்தில் இராது.
634. யானை வாய்க் கரும்பு போல....
635. யானை தன் தலையில் மண்ணை வாரி இறைத்தது போல....
636. யானை இறந்தால் ஆயிரம்பொன். பூனை இறந்தால் என்ன பெறும்.
637. யானை தின்ற விளாம்பழம் போல....
638. எதிர்த்தவன் ஏழை என்றால் கோபம் சண்டாளம்.
639. எமன் வாயில் இருந்து மீண்டு வந்தது போல....
640. எழுதாக் கடனுக்கு அழுதால் தீருமா?
641. எலிக்குப் பயந்து வீட்டைக் கொளுத்தியது போல....
642. பூ மலர்ந்து கெட்டது வாய் விரிந்து கெட்டது.
643. பூசணிக்காய் அழுகியது போல.....
644. பூவிற்ற காசு மணக்குமா?
645. பூனையை மடியில் கட்டிக்கொண்டு சகுனம் பார்த்தது போல....
646. நாளொரு மேனியும் பொழுதொரு வண்ணமும்.
647. நாளைக்கு கல்யாணம், புடிடா வெற்றிலை பாக்கு.
648. நாய்க்கு எச்சிலை. பேய்க்கு வேப்பிலை.
649. சிறு துளி பெருவெள்ளம்.
650. பலத்தவன் கைக்கு இளைத்தவன துரும்பு.
651. பலநாள் திருடன் ஒருநாள் அகப்படுவான்.
652. பனி பெய்து கடல் நிறையுமா?

653. துலக்காத ஆயுதம் துருப்பிடிக்கும்.
654. துறவிக்கு வேந்தன் துரும்பு.
655. துள்ளுகிற மாடு பொதி சுமக்குமா?
656. சோம்பர் எல்லாம் தேம்பித் திரிவர்.
657. சோழியன் குடுமி சும்மா ஆடாது.
658. சோறு கண்ட இடம் சொர்க்கம்.
659. திருவிளக்கு இல்லா வீடு போல....
660. திருட்டுப் பயலுக்கு புரட்டுக்குருக்கள்...
661. திரித்த வலையில் கயிறு.....
662. திட்டிக் கெட்டாரும் இல்லை, வாழ்த்தி வாழ்ந்தாரும் இல்லை.
663. எள்ளுதான் எண்ணெய்க்குக் காய்கிறது; எலிப்புழுக்கை எதுக்குக் காய்கிறது?
664. எறும்புக்கு கொட்டாங்கச்சி தண்ணீர் சமுத்திரம்.
665. என் இளக்காரம் விளக்காய் எரிகிறது.
666. எறிவானேன் சொறிவானேன்!
667. தான் ஆடாவிட்டாலும் தன் தசை ஆடும்.
668. தான் பிடித்த முயலுக்கு மூன்றே கால்.
669. தானாகக் கொடுத்தது பாதி. தம்பிரான் கொடுத்தது பாதி.
670. பேடி கையில் ரம்பை அகப்பட்டது போல....
671. பேயை நம்பினாலும் பெண்ணை நம்பாதே....
672. பேச்சைக்கொடுத்து பிச்சை வாங்கிக் கொள்கிறான்.
673. உள்ளக் கருத்து வள்ளலுக்கு தெரியும்.
674. உறுதியான காரியம் ஒருபோதும் கெடாது.
675. உறவு போல இருந்து குளவி போல் கொட்டுதே!
676. உள்ளதை விற்று நல்லதைக் கொள்ளு.
677. தெய்வச் செயல் இருந்தால் இறந்தவனும் பிழைப்பான்.

678. தெற்கே அடித்த காற்று திருப்பி அடிக்காதா?
679. தென்னையில் ஏறுபவனை எவ்வளவுதான் தூக்கி விட முடியும்.
680. தென்காசி ஆசாரம் திருநெல்வேலி உபசாரம்.
681. சுவரோடாவது சொல்லியழு.
682. சுக்கு அறியாத கஷாயம் உண்டா?
683. சுக்குத் தின்று முக்கிப் பெறுவான் பிள்ளை.
684. சுயபுத்தி இல்லை என்றாலும் சொல்புத்தியாவது வேண்டும்.
685. சுந்தரியும் வாழ்க்கைப்பட்டாள். பந்தலிலும் தீப்பற்றியது.
686. ஊசின மாவு சீமைக்குப் போகலாமா?
687. ஊமையன் பேச்சு பழகின பேருக்குத் தெரியும்.
688. ஊரென்று இருந்தால் சேரியும் இருக்கும்.
689. ஊதுற சங்கை ஊதினா விடியிற போது விடியும்.
690. ஊருக்கொரு தாசி யாருக்குன்னு ஆடுவாள்.
691. வெல்வர்க்கு அழகு செழுங்கிளை தாங்குதல்.
692. செல்வமும் சீரும் சேரவே இருக்கும்.
693. செவிடன் பாட்டுக் கேட்டது போல...
694. செலவில்லாச் செலவு வந்தால் களவு இல்லா களவு வரும்.
695. செத்த பிணத்துக்கு அருகே இனிச் சாகும் பிணம் அழுகிறது.
696. வந்தது சண்டை இறக்கடி கூடையை.
697. வழியிலே கண்ட குதிரைக்கு வைக்கோல்புரி கடிவாளம்.
698. வலிமைக்கு வழக்கு இல்லை.
699. வரும் விதி வந்தால் படும் விதிபட வேண்டும்.
700. வம்சம் வார்த்தைக்கு அஞ்சும் புழுக்கை உதைக்கு அஞ்சும்.
701. வளர்த்த நாய் முகத்தைப் பார்க்கிறது போல.
702. தொட்டெடுத்த பணத்தை தட்டிப் பறித்தது போ....
703. தொழுவம் புகுந்த ஆடு புழுக்கை போடாமல் போகுமா?

704. தொட்டுக்கோ துடைத்துக்கோ என்றிருக்கிறது.

705. தொன்மை மறவேல்.

706. தொட்டுக்காட்டாத வித்தை சுட்டுப் போட்டாலும் வராது.

707. தொண்ணூறு கடனோட துவரம் பருப்பு காற்பணம்.

708. வெல்லம் சாப்பிடுகிறவன் ஒருவன், விரலை சூப்புகிறவன் ஒருவன்.

709. வெட்டிக்கு இறைத்து விழலுக்கு தண்ணீர் கட்டினது போல....

710. வெண்ணெய் திரண்டு வரும் போது தாழி உடைந்தாற் போல...

711. வெந்தயம் போடாத கரியும் கறியல்ல....

712. வெல்லப்பேச்சு சொல்லுக்கு அசையாது.

713. அடங்காப் பிடாரியை பெண்டு வைத்துக் கொண்டது போல

714. அடிக்க அடிக்க பந்து எழும்பும்.

715. அர்ச்சுனனுக்கு கண் அரங்கு மாளிகையில்.

716. அடுக்களைக் கிணற்றிலே அமுதம் எழுந்தாற் போல.

717. அடியற்ற பனை மரம் போல் வீழ்ந்தான்.

718. அடித்த ஏருக்கும் குடித்த கூழுக்கும் சரி.

719. அஞ்சினவன் கண்ணுக்கு ஆகாசம் பேய்தான்.

720. அடைப்பினைப் பிடுங்கினால் பாம்பு கடிக்கும்.

721. தேனாகப் பேசி தெரு கடக்க வழி சொல்வான்.

722. தேய்க்கத் தேய்க்க சந்தனம் மணம்.

723. தேசங்கள் தோறும் பாஷைகள் வேறு.

724. தேரோடு நின்று தெருவோடு அலைகிறான்.

725. தேகம் சந்தேகம்.

726. தேன் குடித்த குரங்கை தேளும் கொட்டினால்...

727. தேளுக்கு மானியம் கொடுத்தால் விடியுமட்டும் கொட்டும்

728. தூற்றித்திரியேல்.

729. தூர இருந்தால் சேர உறவு.
730. தூங்கின நாய்க்கு துடைப்பம் எதிரி.
731. தூரத்துத் தண்ணீர் ஆபத்துக்கு உதவாது.
732. தூங்கினவன் சாகிறதில்லை. வீங்கினவன் பிழைப்பதில்லை.
733. குறையின்றிக் கற்றவன் கோடியில் ஒருவன்.
734. குற்றமுள்ள நெஞ்சு குறுகுறுக்கும்.
735. குரங்கு கையில் கொள்ளி கொடுத்தாற் போல....
736. குபேரன் பட்டணத்திலும் விறகுத் தலையன் உண்டு.
737. குற்றம் பார்க்கின் சுற்றம் இல்லை.
738. பேர் இல்லாச் சந்நிதி பாழ்; பிள்ளை இல்லா செல்வம் பாழ்.
739. பேதையானாலும் தாய் நீரானாலும் மோர்.
740. பேன் பார்ப்பதற்கு காதைக் கடிக்கும் குரங்கு.
741. பேச்சுக்கு பேச்சு சிங்காரமா?
742. பணம் பணத்தோடு இனம் இனத்தோடு...
743. பசித்தவனுக்கு பால் அமிர்தம் கொடுத்தாற் போல....
744. பல்லிலே பச்சரிசி வைக்க.
745. பிண்ணிப் பிண்ணி பழங்கதை படியாதே!
746. பிஞ்சிலே பழுத்தவன்.
747. பிச்சை எடுக்கிறதாம் பெருமாளு, அதைப் பிடுங்குதாம் அனுமாரு.
748. பிடாரான் கைப் பாம்பு போல....
749. பிச்சை எடுத்தாலும் முகராசி வேணும்.
750. பிச்சைக்காரன் சோற்றிலே சனி புகுந்தது போல...
751. பகையாளி குடியை உறவாடி கெடு.
752. பசி வந்திட பத்தும் பறந்து போகும்.
753. பஞ்சாங்கம் பல சாத்திரம் கஞ்சி குடித்தால் கல மூத்திரம்.
754. பசியுள்ளவன் ருசி அறியான்.

755. பகுத்தறியாமல் துணியாதே.

756. ஈசனுக்கு உவமை எவரும் இல்லை.

757. ஈடு சோடு எங்கும் கிடையாது.

758. ஈயார் உடமையை தீயார் கொள்வர்.

759. ஈக்கும் பாலுக்கும் எச்சில் இல்லை.

760. ஈகை உடையோன் எக்களிப்பு அடைவான்.

761. மனிதனின் கொடிய பகைவர்களுள் பசியும் ஒன்று.

762. அதிகப் பணம் அதிகப் பாவம்.

763. வெற்றி பெற்றவன் செய்வதெல்லாம் சரி.

764. கோப்பையிலிருந்து வெளியே வந்ததும் மது உரக்கப் பேசுகிறது.

765. கால் நடைக்கு இரண்டு காசு. கை வீச்சுக்கு ஐந்து காசு.

766. காலம் கலி காலம்.

767. காலத்தில் செய்த நன்றி பெரியது.

768. கார் அறுக்கட்டும்; கத்திரி பூக்கட்டும்.

769. அரசாங்கத்துக் கோழி முட்டை அம்மிக் கல்லையும் உடைக்கும்.

770. அஞ்சிலே வளையாதது ஐம்பதில் வளையுமா?

771. அரபிக் குதிரைனாலும் ஆள் ஏறித்தான் நடத்த வேண்டும்.

772. அடியாத மாடு பணியாது.

773. அயல்வீட்டான் பிள்ளை ஆபத்துக்கு உதவுவானா?

774. தன் பிள்ளை என்று தலை மேல் வைத்துக் கொள்ளலாமா?

775. தன் நெஞ்சு அறியாத பொய் இல்லை.

776. தன் குற்றம் தனக்குத் தெரியாது.

777. தன் கீர்த்தியை விரும்பாதவனைத் தள்ளிவிடு.

778. ஏறினால் குத்தம் இறங்கினால் அபராதம்.

779. ஏடாகூடம் பேசினால் அகப்பைச் சூனியம் வைப்பேன்.

780. ஏட்டிலிருந்தால் வயிறு நிரம்புமா?
781. ஏற்றம் உண்டானால் இறக்கமும் உண்டு.
782. ஏவா மக்கள் மூவா மருந்து.
783. ஏழை பாக்குத் தின்ன எட்டு வீடு அறிய வேண்டுமா?
784. தணிந்த வில்லுதான் தைக்கும்.
785. தலை இருக்க வால் ஆடுமா?
786. தலைப்பிள்ளை ஆண் தப்பினால் பெண்.
787. தலை மேலே தலை இருக்கிறதா?
788. தத்துவம் அறிந்தவன் தவசி.
789. அச்சம் ஆண்மையைக் குறைக்கும்.
790. அஞ்சியவனைக் குஞ்சும் விரட்டும்.
791. அக்கினி மலையிலே கற்பூரபானம் தொடுத்தது போல.
792. அக்கிரகாரத்தில் பிறந்தாலும் நாய் வேதம் அறியுமோ?
793. அசலான் வீட்டில் ஐந்து நாள் பட்டினி கிடப்பான்.
794. கால் மாடு தலைமாடு தெரியாமல்.
795. காலைப் பிடித்த சனியன் ஊரைச் சுற்றி அடிக்கும்.
796. காலைச் சுற்றின பாம்பு கடிக்காமல் விடாது...
797. காலில் பட்டது; கண்ணில் பட்டது.
798. காரியம் பெரியதா? வீரியம் பெரியதா?
799. காலத்திற் பெய்த மழை போல....
800. காமாலைக் கண்ணனுக்கு கண்டதெல்லாம் மஞ்சள்தான்!
801. காய்ந்த மரமே கல்லடி படும்.
802. காணி காணியாய்ச் சம்பாதித்து கோடி கோடியாய் செலவழியும்.
803. கெடுப்பாரை தெய்வம் கெடுக்கும்.
804. கெட்ட காலத்துக்கு நாரை கெழுத்தியை எடுத்து விழுங்கியது போல...

805. கெட்டித் தங்கமானாலும் கலீரென்று ஒலிக்குமா?

806. கெட்டாலும் செட்டி கிழிஞ்சாலும் பட்டு.

807. கொடி சுற்றி இடறி விழுந்தவன். அதுவும் ஒரு பல்டி என்பான்.

808. கெட்டிக்காரனுக்கு பயம் இல்லை.

809. கெட்டவன் கங்கையாடினால் பாவம் தீருமா?

810. கெட்டமாடு தேடு முன்பு எட்டுமாடு தேடலாம்.

811. கெடுமதிக்கு படுகுழி வெட்டு.

812. வேலிக்கு போட்ட முள் காலுக்கு வினையாயிற்று.

813. வேண்டாத பொண்டாட்டி கால்பட்டால் குற்றம் கைபட்டால் குற்றம்.

814. வேலையைப் பார்த்து கூலியைக் கொடு.

815. வேல மரத்துக்கு நிழல் இல்லை. வெள்ளாளனுக்கு உறவு இல்லை.

816. வேப்பெண்ணையும் ஆபத்துக்குதவும்.

817. வேப்பெண்ணெய் விற்ற காசு கசக்குமா?

818. உண்ட சோற்றுக்கு இரண்டகம் விளைவிக்காதே!

819. உண்டால் தீரும் பசி கண்டால் தீருமா?

820. உத்தியோகம் புருஷ லட்சணம்.

821. உதட்டுக்கு மிஞ்சிய பல்லும் திருட்டுக்கு மிஞ்சின கையும் ஆகாது.

822. அறிவுடன் ஞானம் அன்புடன் ஒழுக்கம்.

823. அன்னம் இட்ட வீட்டில் கன்னமிட்டது போல.

824. அன்னையும் பிதாவும் முன்னறி தெய்வம்.

825. அன்றைக்கு எழுதியது அழிக்க முடியாது.

826. அன்பில்லா மாமியாருக்கு கைபட்டால் குற்றம் கால்பட்டால் குற்றம்.

827. அன்னப்படி வெல்லப்படி ஆச்சுது.

828. அன்று கண்டமேனிக்கு அழிவில்லை.

829. சுமை போட்டால் பந்தலிலே காரியம் என்ன?
830. சுண்ணாம்பில் இருக்கிறது சூட்சுமம்.
831. சுகத்தைத் தள்ளினாலும் தூக்கத்தைத் தள்ளக்கூடாது.
832. சுட்ட மண்ணும் பச்சை மண்ணும் ஒட்டுமா?
833. சுவருக்கும் காது உண்டு.
834. சுடர் விளக்காயினும் தூண்டுகோல் வேண்டும்.
835. கட்டித் தங்கமானால் கலீர் என்று ஒலிக்குமா?
836. கசடருக்கு யோகம் வந்தால் கண் மண் தெரியாது.
837. கக்கின பிள்ளை தகிக்கும்.
838. கஞ்சி கண்ட இடம் கைலாசம். சோறு கண்ட இடம் சொர்க்கம்.
839. கங்கையில் மூழ்கினாலும் கறுப்புக் காக்கை வெள்ளை ஆகுமா?
840. கங்கையாடப் போன கடாவை கட்டியழுதானாம்.
841. கசக்கும் மருந்துதான் கடு நோயைப் போக்கும்.
842. கட்டிப் படுத்தால் மட்டுமே உட்காய்ச்சல் தெரியும்.
843. கடன் வாங்கியும் பட்டினி
844. வைக்கத் தெரியாமல் வைக்கோற்போரில் வைத்தாளாம்.
845. வைத்தவன் எடுக்க வேண்டும் வழி அறிந்தவன் போக வேண்டும்.
846. வைரத்தைக் கொண்டே வைரம் அறுக்க வேண்டும்.
847. வைக்கோல் தின்னும் குதிரை வீட்டுக் கூரையையும் தின்னும்.
848. வைத்தியன் சொன்னதெல்லாம் மருந்து.
849. வைத்தீஸ்வரன் கோவிலுக்கு போயும் வயிற்று வலி தீரவில்லை.
850. வைத்தியனுக்கு ஊரார் யாவரும் சிநேகிதம்.
851. வைக்கோற்கூளமும் வேலைக்கு உதவும்.

852. வைக்கோற் போரை நாய் காத்தது போல...
853. ஆளறிந்து ஆசனம் போடு. பல்லறிந்து பாக்குப் போடு.
854. ஆனைப்பசிக்கு சோளப்பொறி தாங்குமா?
855. ஆலமரத்தை விழுது தாங்கியது போல.
856. சொல்லாமல் அறிகிறவனே பண்டிதன்.
857. சொல்லச் சொல்ல மண்டி மண்ணைத் திண்கிறான்.
858. சொரியக் கொடுத்த பசு போல....
859. சொல்வதை விடவும் செய்வது மேல்.
860. குரைக்காத நாய் குதிகாலை கடிக்கும்.
861. குற்ற மனசாட்சி கூடி வாழச் சத்துரு.
862. குருடனை நோட்டம் பார்க்கச் சொன்னது போல்!
863. குடுமித் தலையும் மொட்டைத் தலையும் கூடுமா?
864. சூத்திரப் பாவை போல நடிக்கிறான்.
865. சூதனுக்கு நீதியில்லை.
866. சூரியன் வெளிச்சத்தில் சுடர்விளக்கு எதற்கு?
867. சூரியனைக் கையால் மறைத்தது போல....
868. சூரியனைக் கண்ட தாமரை போல....
869. உயிர் இருந்தால் உப்பு விற்றுப் பிழைக்கலாம்.
870. உழக்குக்கு ஏது கிழக்கு மேற்கு.
871. ஊதாரிக்கு பொன் துரும்பு.
872. உள்ளங்கை நெல்லிக்கனி போல.
873. குறுக்கே வந்து குட்டையைக் குழப்பாதே...
874. குள்ளப் பாப்பான் பள்ளத்தில விழுந்தான்.
875. குருவுக்கு நாமம் குழைத்துப் போடுவான்.
876. குரங்குப்பிடி போன்ற பிடிவாதம் பிடிக்காதே...
877. குறவன் குச்சுக் கட்டினால் போல...
878. உப்பும் கற்பூரமும் ஒன்றாகுமா?

879. உதடு வெல்லம். உள்ளம் கள்ளம்.
880. உறவு போகாமல் கெட்டது. கடன் கேட்காமல் கெட்டது.
881. உதிரம் உறவு அறியும்.
882. உமியைக் குத்தி கை சலித்தது போல.
883. உலக்கை தேய்ந்து உளிப்பிடி ஆனது.
884. உப்பில்லாப் பண்டம் குப்பையிலே.
885. உப்பைத் தொட்டுக்கொண்டு உரலை விழுங்குவது போல.
886. உருசி கண்ட பூனை உறிக்கு உறி தாவுமாம்.
887. உப்புத் தின்றவன் தண்ணீர் குடிப்பான்.
888. உப்பிட்டவரை உள்ளளவும் நினை.
889. திரிசங்கு சொர்க்கம்.
890. திடுக்கென்று வாழ்க்கைப்பட்டு வெடுக்கென்று அறுத்தாளாம்.
891. திருடத் தெரிந்தாலும் தெத்தத் தெரியணும்.
892. திருட்டுப் பயலுக்கு திரட்டுப் பாலோடு சோறு.
893. திருவேற உருவேறும்.
894. திருடிக்கு தெய்வமில்லை. சம்சாரிக்கு ஆணையில்லை.
895. உன் வண்டவாளம் தண்டவாளம் ஏறும்.
896. உழுகிறவன் கணக்குப் பார்த்தால் உலக்கை மிஞ்சாது.
897. உயர உயர பறந்தாலும் ஊர்க்குருவி பருந்தாகுமா?
898. உடைந்த சட்டி உலைக்கு ஆகுமா?
899. உண்மையைச் சொன்னவன் ஊருக்குப் பொல்லாதவன்.
900. உண்டவன் பாய் தேடுவான் உண்ணாதவன் இலை தேடுவான்.
901. உள்ளதும் கெட்டதடா நொள்ளைக் கண்ணா!
902. புருஷனுக்கு ஏற்ற மாராப்பு.
903. புதிதாய் வந்த மணியக்காரன் நெருப்பாய் இருக்கிறான்.
904. புதுப்பானைக்கு ஈ சேராது.
905. புருஷன் அடிக்க கொழுந்தன் கோபித்தது போல....

906. புலி மேல் எடுத்த கத்தியை பூனை மேல் வீசுவதா?
907. புலி வயிற்றில் பிறந்தது நகமின்றிப் போகுமா?
908. புதிய காரியங்களுக்கு புதிய யோசனை வேண்டும்.
909. புலிக்காட்டிலே மான் புகுந்தது போல....
910. புண்ணியத்துக்கு உழுத மாட்டைப் பல்லைப் பிடித்துப் பார்த்தது போல.
911. ஊரை உழக்கால் அளக்கிறான். நாட்டை நாழியால் அளக்கிறான்.
912. ஊமையாயிருந்தால் செவிடும் உண்டு.
913. இடியோசை கேட்ட நாகம் போல.
914. இடி இடித்தாலும் படபடப்பு ஆகாது.
915. இடறின காலே இடறும்.
916. எறும்பு ஊரக் கல்லும் தேயும்.
917. என் குடுமி அவனிடம் அகப்பட்டுக் கொண்டதுபோல.
918. என் முகத்தில் கரி பூசாதே.
919. எள்ளுக்காய் பிளந்தது போலப் பேசாதே.
920. என்னைக் கெடுத்தது நரை. என் மகளைக் கெடுத்தது அழகு.
921. போதனை பெரிதா சாதனை பெரிதா?
922. போர் மிதிக்கிற மாடு வைக்கோல் தின்னாதா?
923. போன மச்சான் திரும்பி வந்தான் பூ மணத்தோட.
924. குடியில்லா வீட்டில் குண்டு பெருச்சாளி உலாவும்.
925. குணம் பெரிதேயன்றி குலம் பெரிதல்ல.
926. குட்டுப் பட்டாலும் மோதிரக் கையால் குட்டுப் பட வேண்டும்.
927. குடியிருக்க வந்தாயோ கொள்ளி வைக்க வந்தாயோ!
928. குண்டு பட்டுச் சாகாதவன்; வண்டு கடித்துச் செத்தானாம்!
929. பூவோடு சேர்ந்த நாரும் மணக்கும்.

930. பூஜை வேளையில் கரடி.
931. பூசாரி பூ முடிக்கப் போனானாம்.
932. தமையன் தந்தைக்கு சமம்.
933. தரித்திரப் பட்டாலும் தைரியம் விடலாமா?
934. தன் பலம் கண்டே அம்பலம் ஏற வேண்டும்.
935. கைவிட்டுப் போன காடை காட்டுக்குள்ளே...
936. கைதவறிக் கண்ணில் குத்தினால் கண்டிப்பது யாரை?
937. கைப்பொருள் இல்லா வழிப்போக்கனுக்கு கள்ளர் முன் பயமில்லை.
938. கையிலே காசும் இல்லை, முகத்திலே கலையும் இல்லை.
939. வாயிருந்தால் மகளே வாழ்ந்து வருவாய்.
940. வாய்ப்பேச்சு பேசுகிறவன் வளம் இழந்து போவான்.
941. வாழாத பெண் தாயோடு.
942. வாழைப்பழம் பிடிக்காத குரங்கும் உண்டா?
943. தூண்டிலில் அகப்பட்ட மீன் போல...
944. தூரத்துப் பச்சை கண்ணுக்கு அழகு....
945. தூங்குகிற புலியை தட்டி எழுப்புவது போல....
946. தூங்கியவன் தொடையில் திரிச்சவரைக்கும் லாபம்
947. ஆறின கஞ்சி பழங்கஞ்சி.
948. ஆயிரம் கலம் நெல்லுக்கு ஒரு அந்துப்பூச்சி போதும்.
949. ஆனை பெரிதானாலும் அங்குசக்குச்சிக்கு அடக்கமே.
950. ஆயிரம் பாம்பிடம் ஒரு தேரை அகப்பட்டது போல.
951. ஆயுதம் இல்லாரிடத்தில் ஆடல் செய்யலாமா?
952. ஆனையை துரத்த நாயா?
953. ஆரியக் கூத்தாடினாலும் காரியத்தில் கண்ணாயிரு.
954. குண்டுமணி குப்பையில் கிடந்தாலும்; குன்றுமா நிறம்.
955. குணங்கெட்ட மாப்பிள்ளைக்கு மணம் கெட்ட பணியாரம்.

956. குட்டையைக் குழப்பினால் சேறுதான் மிஞ்சும்.
957. குதிரைக்கு குர்ரம் என்றால் ஆனைக்கு அர்ரம்.
958. குணத்துக்கு அழுவதா? பிணத்துக்கு அழுவதா?
959. குதிரை ஏறாமல் கெட்டது. கடன் கேளாமல் கெட்டது.
960. குட்டின குட்டும் குண்டில் பாய்ந்த தண்ணீரும் வருமா?
961. குடியில்லா ஊரில் குருவியும் பறக்காது.
962. வஞ்சகம் வாழ்வைக் கெடுக்கும்.
963. வணங்கிய புல் நிமிரும்.
964. வயிறு எரிபவனிடம் வரம் கேட்பதா?
965. வரவர மாமியார் கழுதை போல ஆனாளாம்.
966. வட்டிக்கு ஆசை முதலுக்கே கேடு.
967. வல்லவனுக்கு புல்லும் ஆயுதம்.
968. வளர்ந்த கடா மார்பிலே பாய்ந்தது போல...
969. வறுத்த பயிறு முளைத்தாற் போல....
970. வல்லான் வகுத்ததே வாய்க்கால்.
971. கொடுக்கிற தெய்வம் கூரையைப் பிய்த்துக் கொண்டு கொடுக்கும்.
972. கொசுவடிக்க குண்டாந்தடியா?
973. கொக்கின் தலையில் வெண்ணெய் வைத்து பிடிப்பது போல....
974. கொடுத்ததைக் கேட்டால் அடுத்தது பகைதான்.
975. கொசுவுக்கு அஞ்சி குடி போகிறதா?
976. கொடிக்கு காய் பாரமா?
977. இரண்டு ஓடத்திலே கால் வைக்கலாமா?
978. இராமர் இருந்த இடம் அயோத்தி.
979. இணங்கினால் தித்திப்பு. பிணங்கினால் கசப்பு.
980. இறந்தவன் இருப்பவனுக்கு வழிகாட்டி.

981. இறந்தவனுக்கு எள்ளும் தண்ணீரும்.

982. அண்ணன் உண்ணாதது எல்லாம் மைத்துனிக்கு லாபம்.

983. அளவறிந்து உண்போன் ஆயுள் நீளும்.

984. அதிகாரம் இல்லாவிட்டாலும் பரிவாரம் வேண்டும்.

985. அத்திபூத்தாற் போல இருக்கிறது.

986. அதிர்ஷ்டம் இருந்தால் அரசு பண்ணலாம்.

987. அதிகாரியிடம் எதிர்வாதம் செய்யாதே.

988. அழகால் கெட்டாள் சீதை, வாயால் கெட்டாள் திரௌபதி.

989. அழையாத வீட்டில் நுழையாதே.

990. தூங்கின பிள்ளை பிழைத்தாலும் ஏங்கின பிள்ளை பிழைக்காது.

991. தூண்டா விளக்கு போல...

992. தூண்டில் போட்டவனுக்கு மிதப்பு மீது கண்.

993. தூக்கணாங்குருவி குரங்குக்கு புத்தி சொன்னது போல...

994. தூக்கி வினை செய்.

995. ஐயோ என்றால் ஆறு மாதத்துக்குப் பாவம் சுற்றும்.

996. ஐயாவுக்கு வித்தையில்லை, அம்மாளுக்கு கர்வம் இல்லை.

997. ஐயம் தீர்ந்தும் நெஞ்சு ஆறவில்லை.

998. ஐவருக்கும் தேவி அழியாத பத்தினி.

999. நிழலின் அருமை வெயிலில் தெரியும்.

1000. ஐந்தில் வளையாதது ஐம்பதில் வளையுமா?